Il ricettario della macchina del pane

50 semplici ricette per principianti per preparare pane e panini fatti in casa

Jennifer Johnson

Tutti i diritti riservati.

Disclaimer

SOMMARIO

INTRODUZIONE

Il pane è un alimento tradizionale e ben noto che esisteva alle nostre latitudini molto prima delle patate, del riso o della pasta. Poiché il pane non fornisce solo energia, ma anche vitamine, minerali e oligoelementi, il prodotto è predestinato come base di una dieta.

Pane come base dietetica Pane come base dietetica

La dieta del pane è stata sviluppata nel 1976 presso l'Università di Giessen. Da allora, sono state apportate numerose modifiche, ma differiscono l'una dall'altra solo nelle sfumature. La base della dieta del pane è il pane alimentare ad alto contenuto di carboidrati.

Il pane è fatto di grano, quindi il pane può differire a seconda del tipo e della lavorazione del grano. I prodotti con un alto contenuto di cereali integrali sono preferiti nella dieta del pane. Tali pani sono caratterizzati da un alto contenuto di oligoelementi e minerali, contengono anche fibre. Il pane bianco pesantemente lavorato non è proibito nella dieta del pane, ma dovrebbe essere consumato solo in piccole quantità.

COME FUNZIONA LA DIETA DEL PANE

La dieta del pane è fondamentalmente una dieta che agisce riducendo l'apporto di calorie. La quantità totale di energia per la giornata è ridotta a 1200-1400 calorie nella dieta del pane. Ad eccezione di un piccolo pasto caldo a base di prodotti a base di cereali, queste calorie vengono fornite solo sotto forma di pane.

Non è necessario che sia carne secca, quark magro con erbe o strisce di verdure. Non ci sono quasi limiti all'immaginazione, il che spiega il gran numero di ricette per la dieta del pane. Le bevande incluse nella dieta del pane comprendono acqua e tè senza zucchero. Inoltre, prima di ogni pasto viene assunta una bevanda a base di pane per aiutare la digestione e stimolare il sistema immunitario.

BENEFICI DELLA DIETA DEL PANE

A meno che non si commetta l'autoinganno quando si posizionano i panini, un vantaggio della dieta del pane, come con la maggior parte delle diete ipocaloriche, è il rapido successo. Ma la dieta del pane ha altri vantaggi reali rispetto ad altre diete. La dieta può essere progettata per essere molto equilibrata in modo da non aspettarsi sintomi di carenza.

In linea di principio, una dieta a base di pane può quindi essere eseguita anche per un lungo periodo di tempo senza che si prevedano effetti negativi sulla salute. Un altro vantaggio è la facilità con cui è possibile eseguire la dieta. La maggior parte del pasto è fredda e può essere preparata. Di conseguenza, anche una persona che lavora può facilmente portare a termine la dieta mangiando il pane che ha portato con sé invece di mangiare in mensa.

SVANTAGGI DELLA DIETA DEL PANE

La dieta del pane non presenta particolari svantaggi derivanti dalla sua composizione. Tuttavia, se la dieta del pane viene eseguita solo temporaneamente e poi ripristinata allo stile di vita precedente, il temuto effetto yo-yo si verifica anche con la dieta del pane. Durante la fase di fame durante la dieta, il metabolismo basale del corpo è diminuito.

Dopo la fine della dieta, l'aumento di peso si verifica quindi rapidamente e di solito a un livello più elevato rispetto a prima dell'inizio della dieta.

PANE SENZA FARINA

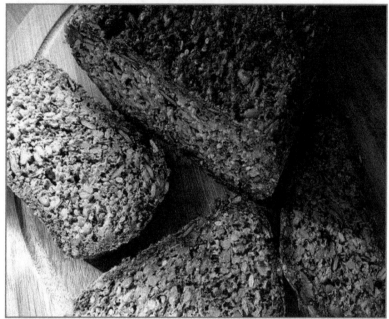

Porzioni: 1

INGREDIENTI

- 290 gr fiocchi d'avena
- 270 gr Semi di girasole
- 180 gr semi di lino
- 65 g   sesamo
- 65 g   Semi di zucca
- 4 cucchiaini   Semi di chia
- 8 cucchiai   Bucce di psillio
- 2 cucchiaini da tè   sale marino
- 2 cucchiai   Sciroppo di agave
- 6 cucchiai   olio
- 700 ml Acqua (tiepida

PREPARAZIONE

Tutti gli ingredienti secchi vengono macinati in un frullatore e poi messi in una ciotola. Quindi aggiungere gli altri ingredienti. Il tutto viene ora impastato correttamente con un robot da cucina fino a formare un impasto che non si attacca più. Foderare una teglia da pane lunga 30 cm con carta da forno. Quindi riempite la "massa" e premetela nella teglia con un cucchiaio.

L'impasto arriva dritto in forno a 175 ° C. Non appena il pane sarà dorato sopra, tiratelo fuori dalla teglia e giratelo sulla carta da forno. Il pane viene cotto in questo modo. Il tempo totale di cottura è di circa 60 minuti. Se il pane è abbastanza scuro e suona vuoto quando lo tocchi, è pronto.

Consiglio di Chefkoch.de: poiché il contenuto di cadmio nei semi di lino è relativamente alto, il Centro federale per l'alimentazione consiglia di non consumare più di 20 g di semi di lino al giorno. Il consumo quotidiano di pane dovrebbe essere suddiviso di conseguenza.

PANE PICCOLO E NUTTY A BASSO CARBURANTE

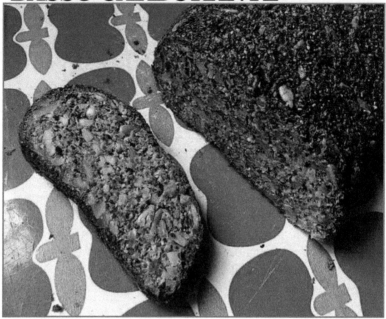

Porzioni: 1

INGREDIENTI

- 50 g di semi di girasole
- 25 g di crusca di frumento
- 25 g di farina di semi di lino
- 25 g bastoncini di mandorle o mandorle tritate
- 50 g di semi di chia
- 50 g di mandorle tritate
- 250 g di quark magro
- 1 cucchiaino, colmo   Lievito in polvere o lievito in polvere al tartaro
- Uova)
- proteina
- ½ cucchiaino, lavorato   sale

PREPARAZIONE

Mescolare insieme gli ingredienti secchi, quindi aggiungere gradualmente gli altri ingredienti e impastare bene fino a formare un impasto. Riscalda il forno a 200 gradi. Lasciate che l'impasto si impregni nella ciotola per circa 15 minuti, poi si solidificherà.

Formate una pagnotta, adagiatela su una teglia rivestita di carta da forno, coprite con i semi se necessario e premetela. Infornate l'impasto per circa 40 minuti a 200 gradi.

È possibile utilizzare diversi tipi di noci a seconda dei gusti. Il pane rimane fresco in frigorifero per almeno 1 settimana. Certo, ha un sapore migliore fresco o leggermente tostato.

PANE VELOCE + DELIZIOSO

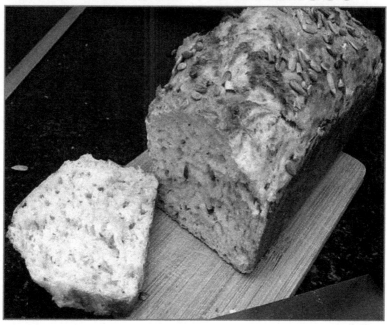

Porzioni: 1

INGREDIENTI

- 500 g   Farina di grano tenero tipo 405
- 1 punto   Lievito secco
- 375 ml Acqua (tiepida
- 3 cucchiai   Yogurt
- 1 cucchiaino   sale
- ½ cucchiaino zucchero
- 1 cucchiaino di pepe dal macinino
- 1 cucchiaio   Erba cipollina essiccata
- 1 cucchiaio   Prezzemolo, essiccato
- 1 cucchiaio   fiocchi d'avena

PREPARAZIONE

Mescolare la farina e il lievito, aggiungere lo zucchero, il sale, il pepe, i fiocchi d'avena, le erbe, lo yogurt e l'acqua e impastare il tutto fino ad ottenere un composto omogeneo. Lasciate lievitare per 5 minuti, impastate ancora brevemente.

Versate l'impasto in una teglia rivestita di carta da forno e infornate in forno non preriscaldato a 200 ° C per circa 50 minuti. Negli ultimi 5 minuti levate il pane dalla teglia e infornatelo sulla griglia, questo lo renderà croccante anche dal basso.

Supi la cena solo con burro o una crema spalmabile piccante!

PANE DI SEMI DI ZUCCA STIRIANO CON OLIO DI SEMI DI ZUCCA

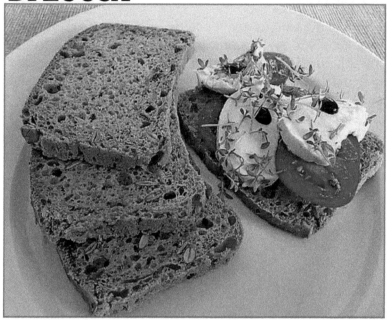

Porzioni: 1

INGREDIENTI

- 450 gr Farina di farro
- 1 punto   Lievito secco
- 1 cucchiaino di sale
- 1 cucchiaino Miscela di spezie per pane
- 2 cucchiai   Semi di zucca, macinati
- 100 grammi   Semi di zucca, interi
- 350 ml Acqua tiepida
- 3 cucchiai   Olio di semi di zucca

PREPARAZIONE

Mescola tutti gli ingredienti secchi. Versare acqua e olio di semi. Impastare fino a quando l'impasto non si stacca dalla ciotola. Lasciar lievitare per circa 30 minuti

Versate l'impasto in una teglia unta e cosparsa di semi di zucca macinati. Lasciar lievitare per altri 30 minuti.

Spazzola con acqua. Mettete in forno preriscaldato a 220 gradi. Metti una ciotola d'acqua nel forno. Torna a 180 gradi dopo 10 minuti. E infornare per un totale di un'ora.

Trascorso il tempo di cottura fare la "prova di detonazione", se il pane suona vuoto, è cotto. Sfornate dallo stampo, spennellate il pane con un composto di un cucchiaino di olio di semi e un cucchiaio di acqua calda e lasciate raffreddare.

PATATA D'AUTUNNO DI EICHKATZERL - NOCE - PANE

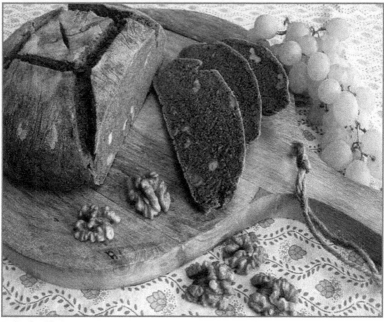

Porzioni: 1

INGREDIENTI

- 250 gr Lievito naturale, (lievito naturale di segale maturo)
- 250 gr Farina, (farina integrale)
- 250 gr Farina di grano tenero tipo 1050
- 10 g   Lievito, fresco
- 500 ml Acqua, tiepida
- 330 gr Farina, (farina integrale di segale)
- 20 g   sale
- 1 cucchiaio   miele
- 1 m di larghezza   Patate, cottura farinosa
- 100 grammi   Noci, tritate grossolanamente

PREPARAZIONE

Mescolate la farina integrale, la farina di frumento, il lievito e tutta l'acqua fino ad ottenere un pre-impasto (abbastanza liquido e morbido). Lasciar riposare per ca. 2 ore a temperatura ambiente.

Lessare le patate, sbucciarle ben calde e schiacciarle con uno schiacciapatate (o una pressa). Lasciate raffreddare leggermente.

Fare un impasto con la pasta madre, il preimpasto, la farina di segale, il sale, il miele e la purea di patate. Infine impastare le noci.

L'impasto è sodo ma molto appiccicoso. Non aggiungere altra farina!

Lascia riposare per 30 minuti.

Impastare nuovamente l'impasto, renderlo rotondo e metterlo in un cestello da lievitazione infarinato. Lasciar lievitare per circa 1 ora.

Preriscaldare il forno a 250 ° C (calore superiore / inferiore).

Versare il pane nel forno caldo (preferibilmente su una pietra refrattaria, ma è possibile anche una teglia calda).

Tempo di cottura: 15 minuti a 250 ° C o fino a ottenere l'abbronzatura desiderata

raggiunto. Tempo di cottura: 45 minuti a 200-180 ° C, cadendo. Vapore sufficiente per

i primi 15 minuti (circa 3 volte energicamente).

Lo faccio con uno spruzzatore di fiori (ugello impostato su nebbia). Basta aprire il forno solo una crepa, spruzzare energicamente (qualche volta) contro le pareti del forno (non sul pane) e richiudere la porta del forno. Ripeti 2-3 volte.

Alla fine del tempo di cottura, aprire brevemente la porta del forno e far uscire il vapore. Cuocere come descritto.

PANE A BASSO CARBURANTE

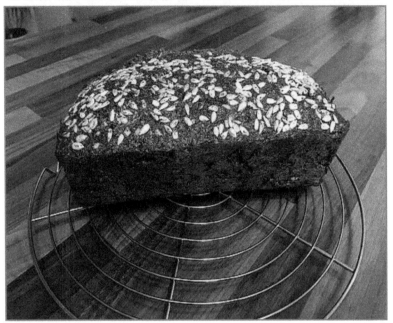

Porzioni: 1

INGREDIENTI

- 50 g di semi di girasole
- 250 g di quark a basso contenuto di grassi
- 50 g di semi di lino, schiacciati
- 50 g di crusca di frumento
- 50 g di farina di soia
- 1 cucchiaino   sale
- ½ confezione lievito in polvere
- 2 uova)
- 2 cucchiaini da tè   latte

PREPARAZIONE

Preriscaldare il forno a 200 gradi sopra / sotto.

Impastare bene gli ingredienti, lasciare lievitare l'impasto per circa 20 minuti in modo che i semi di lino possano gonfiarsi un po '.

Cuoci il pane per 40 minuti.

OKARA SUCCOSO - SEMI DI LINO - PANE

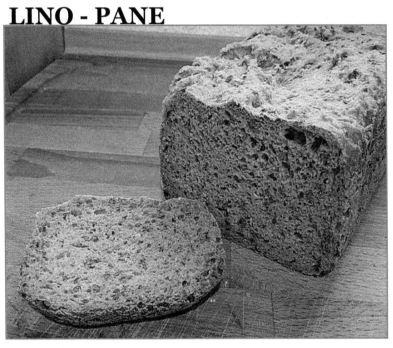

Porzioni: 1

INGREDIENTI

- 1 cucchiaio   olio
- 1 cucchiaino   aceto
- 1 confezione   Lievito secco
- 50 g   semi di lino
- 450 gr Farina
- 150 gr Okara
- Qualcosa Latte di soia (bevanda di soia), (bevanda di soia)
- 1 cucchiaino di sale
- 1 cucchiaino di zucchero

PREPARAZIONE

Nella macchina per il pane: aggiungere tutti gli ingredienti e selezionare il programma normale (circa 3 ore). Eventualmente aggiungere la bevanda di soia se la pastella diventa troppo secca.

Metodo convenzionale: impastare tutti gli ingredienti. L'impasto è molto appiccicoso e morbido. Lasciar lievitare in un luogo caldo per circa 1 ora. Cuocere in forno preriscaldato a 180 ° C per circa 55 minuti.

Nota: il pane crolla un po 'dopo la cottura. In totale contiene ca. 2140 kcal, 82 g di proteine, 38 g di grassi e 364 g di carboidrati.

Okara è un sottoprodotto della produzione di latte di soia o tofu.

FARRO - BURRO - PANE

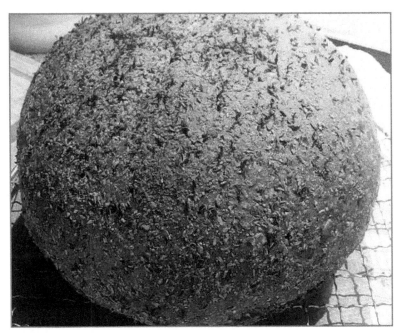

INGREDIENTI

- 500 g   Farina di farro
- 500 g   Farina di farro
- 2 cucchiai   sale
- 1 cucchiaino   zucchero
- 1 confezione   lievito
- 850 ml Burro di latte

PREPARAZIONE

Tempo totale ca. 1 ora e 15 minuti

Mescolare il lievito e lo zucchero in una tazza con il latticello tiepido. Setacciate le due farine in una ciotola, fate una fontana e aggiungete il lievito sciolto. Mescolare con un po 'di farina e incorporare gradualmente il restante latticello e il sale. Impastare bene la pasta e lasciarla lievitare per un'ora fino a quando la pasta non sarà raddoppiata.

Impastare di nuovo e formare una pagnotta. Lasciate lievitare per 15 minuti e disponete su una teglia unta. (Ovviamente puoi anche usare una teglia.) Cuocere

a 220 gradi per 50 minuti.

È possibile aggiungere anche i cereali!

Pane davvero delizioso e soprattutto sano!

PANE FLUFFY NAAN

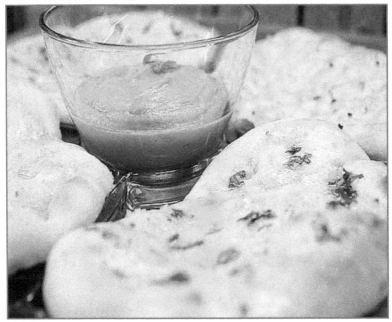

Porzioni: 4

INGREDIENTI

- 260 gr Farina
- 100 ml Latte caldo
- 120 gr Yogurt naturale
- 1 cucchiaino di zucchero
- ½ cucchiaino sale
- 1 cucchiaino di lievito secco
- ¼ di cucchiaino   lievito in polvere
- 1 cucchiaino di olio
- 3 spicchi d'aglio, tritati
- 40 g di burro, sciolto
- n. B. Coriandolo o cipolle, appena tritate

PREPARAZIONE

Tempo totale ca. 1 ora e 45 minuti

Mescolare 200 g di farina con il sale, lo zucchero, il lievito e il lievito, quindi aggiungere lo yogurt e mescolare ancora. Aggiungere gradualmente il latte caldo mentre si impasta e poi impastare con il resto della farina fino ad ottenere un impasto liscio e non più appiccicoso. Coprite e lasciate lievitare la pasta per almeno 1 ora, poi ungete un po 'le mani e lavorate di nuovo la pasta brevemente.

Dividete l'impasto in 4 pezzi, separateli su un piano infarinato e appiattiteli in torte piatte (non stendetele). Distribuire sopra l'aglio tritato e possibilmente qualche cipolla e / o coriandolo.

Rosolare energicamente il fondo delle focacce in una padella (con rivestimento antiaderente) senza olio e poi infornare le focacce a 200 ° C per 2-5 minuti fino a quando la superficie non sarà leggermente dorata. Infine, distribuire il burro sul pane naan finito e servire.

PANE INTEGRALE DI FRUMENTO CON LIEVITO

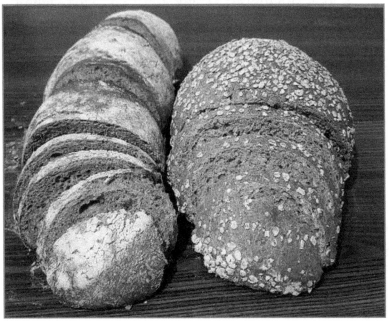

Porzioni: 1

INGREDIENTI

- 700 gr Acqua, fredda
- 10 g di lievito, fresco
- 15 g di sale
- 1.000 g   Farina, farina integrale (fresca terra!)

PREPARAZIONE

Si prega di rendere la ciotola da lavoro sufficientemente grande!

Fase 1: Pesare nella ciotola 350 g di acqua fredda del rubinetto (per essere più precisi), sbriciolare il lievito, farlo sciogliere bene, aggiungere 250 g di farina integrale, mescolare bene il tutto (si può mescolare come una pastella per frittelle). Coprite bene la ciotola da lavoro e lasciate lievitare a temperatura ambiente per circa 45-60 minuti.

2 ° stadio: Rinfrescare l'impasto (cioè dare "nuova alimentazione" ai lieviti e agli altri piccoli organismi!): Aggiungere 350 g di acqua all'impasto fermentato, mescolare bene e incorporare 250 g di farina integrale. Coprite di nuovo bene la ciotola e lasciate lievitare ancora per 45-60 minuti.

3 ° stadio: Aggiungere il sale all'impasto che ora fermenta vigorosamente e mescolare, impastare bene i restanti 500 g di farina integrale. Impastare questo impasto principale ancora un po 'fino a formare un impasto liscio ed elastico, che, per così dire, pulisce la sua ciotola stessa. Se l'impasto si attacca alle mani, inumidiscile con acqua e continua a impastare.

Lasciate riposare l'impasto per ca. 20 minuti, coprite bene nella ciotola. Quindi mettere l'impasto in una teglia grande per un pane da 1.500 g oppure formare 2 pagnotte della stessa grandezza con le mani bagnate e lasciar lievitare ben coperte sulla teglia per circa 10 minuti.

Preriscaldare il forno a 250 ° C per tempo; mettere una ciotola di acqua calda sul fondo del fornello; Un forte sviluppo di vapore all'inizio della cottura è benefico per la doratura e una buona lievitazione del pane.

Cottura: ca. 15-20 minuti a 250 ° C con vapore, ca. 20-30 minuti a 200 ° C senza vapore (rimuovere la ciotola dell'acqua!). Non è possibile prevedere il tempo di cottura esatto, perché i forni funzionano in modo diverso e il tempo di cottura dipende direttamente dalle dimensioni dei prodotti da forno. Quindi dovresti fare una prova di bussata verso la fine, cioè battere sul fondo del pane, se suona vuoto, è fatto.

PANE A BASSO CARBURANTE

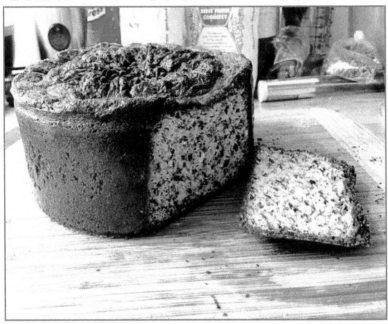

Porzioni: 1

INGREDIENTI

- 150 gr quark a basso contenuto di grassi
- 4 uova
- 50 g mandorle, macinate
- 50 g   Semi di lino, schiacciati
- 2 cucchiai   Crusca (crusca di frumento)
- ½ confezione lievito in polvere
- ½ cucchiaino sale
- Grasso per la forma

PREPARAZIONE

Amalgamate tutti gli ingredienti, metteteli in una teglia leggermente unta e lasciate riposare per cinque minuti. Preriscaldare il forno a 170 ° C per 15 minuti e poi cuocere il tutto per un'ora sulla griglia centrale.

Il pane ovviamente non è paragonabile al pane "normale", ma è povero di calorie e carboidrati e molto gustoso! Ha un sapore particolarmente buono quando rimetti le fette nel tostapane.

PANE LOWCARB - PANE PROTEICO

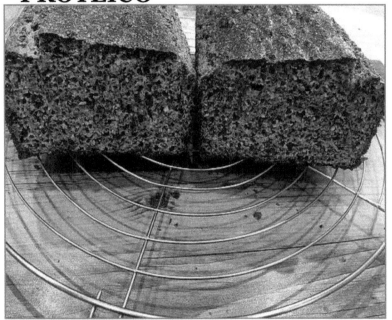

Porzioni: 1

INGREDIENTI

- 4 uova
- 250 gr Cagliata magra, asciutta
- 50 g Mandorle, macinate
- 1 confezione lievito in polvere
- 50 g Semi di lino, schiacciati
- 25 g Crusca (crusca di frumento)
- 50 g Farina di soia
- 50 g Crusca (crusca d'avena)
- 1 cucchiaino sale
- 2 cucchiaini da tè semi di cumino
- Spezie o miscele di spezie a tua scelta
- 20 g Semi di girasole per spolverare

PREPARAZIONE

Mescola tutti gli ingredienti con uno sbattitore a mano. Quindi formare dei panini e spolverare con i semi di girasole oppure mettere l'impasto in una teglia rivestita di carta da forno e spolverare con i semi di girasole. Cuocere i panini per 30 minuti e il pane per 60 minuti a 180 ° C.

PANE KETO A MICROONDE

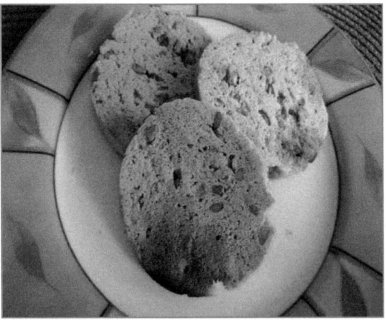

Porzioni: 1

INGREDIENTI

- 10 g   burro
- Uova)
- ½ cucchiaino lievito in polvere
- 30 g   Farina di mandorle

PREPARAZIONE

Liquefare brevemente il burro nel microonde. Metti tutti gli ingredienti in una tazza da caffè standard e mescola bene. Assicuratevi che l'impasto sia liscio e che non ci siano davvero grumi (questo porta alla formazione di bolle nel pane e finisce con dei buchi).

Ora metti la tazza nel microonde per 90 secondi a piena potenza. Se l'impasto è ancora leggermente umido (possibilmente possibile con 600 watt), continua semplicemente la cottura in passaggi di 10 secondi fino a quando non è sodo.

Ribaltare la tazza subito dopo la cottura.

Suggerimenti: se lo desideri, puoi cuocere brevemente il pane raffreddato nel tostapane.

Oppure, se ti piace, puoi arricchire la ricetta base con stevia e / o gocce di cacao e ottenere una torta dolce. Consigliatissimo anche con vaniglia e stevia.

PANE DI ZUCCHINE PER LA MACCHINA PER PANE

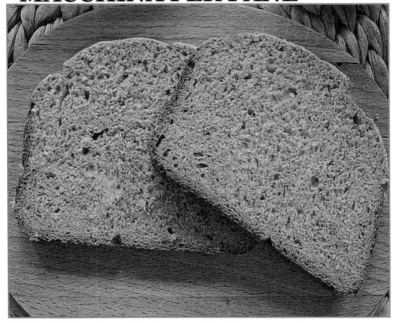

Porzioni: 1

INGREDIENTI

- 50 ml   Acqua, fredda
- 500 g   Farina, tipo 550
- 300g   Zucchine, grattugiate
- 2 cucchiaini da tè   sale
- 1 cucchiaino di zucchero
- 1 pizzico (i) di pepe di Caienna, solo un tocco
- ¾ sacchetto / i Lievito secco
- 1 cucchiaino Aggiungere l'olio d'oliva durante il primo processo di impasto
- 1 cucchiaino Spalmare l'olio d'oliva sulla parte superiore del pane, che è ancora caldo

PREPARAZIONE

È fondamentale inserire gli ingredienti nel contenitore della macchina per il pane nell'ordine indicato. Non lasciate riposare i brandelli di zucchine, ma metteteli subito nella macchina, altrimenti tireranno fuori il succo.

PATATE DOLCI E PANE UVA

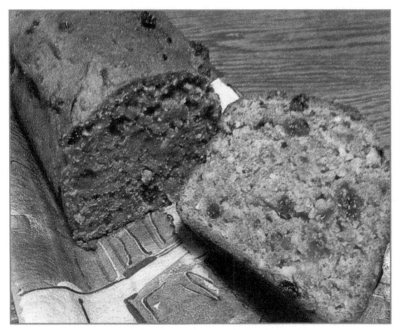

INGREDIENTI

- 350 gr Farina
- 2 cucchiaini da tè lievito in polvere
- ½ cucchiaino sale
- 1 cucchiaino di cannella
- ½ cucchiaino Noce moscata
- 500 g Patata dolce
- 100 grammi Zucchero, marrone
- 120 gr burro
- 3 uova)
- 100 grammi uva passa

PREPARAZIONE

Pelare e tagliare a cubetti le patate dolci e cuocerle in acqua leggermente salata per ca. 10-15 minuti fino a quando non si ammorbidisce. Scolare in uno scolapasta.

Preriscaldare il forno a 180 gradi (convezione 160 gradi) e ungere una teglia da plumcake della capacità di ca. 1 litro.

Setacciare la farina, il sale, il lievito, la cannella e la noce moscata in una ciotola. Mescolare le patate dolci morbide insieme allo zucchero di canna, il burro e le uova in un'altra ciotola usando lo sbattitore a mano. Aggiungere il composto di farina e l'uvetta e mescolare con un cucchiaio di legno fino a quando la farina non si sarà appena addensata

Versare l'impasto nella teglia preparata e cuocere il pane in forno per 60-75 minuti. (Test del bastone di legno!)

Lasciate raffreddare lo stampo su una gratella per circa 15 minuti, quindi togliete con cura il pane e mettetelo sulla griglia a raffreddare.

Il pane con patate dolci e uvetta ha un sapore migliore quando è tiepido, spalmato con un po 'di burro. Il successo assoluto per una ricca colazione della domenica con la famiglia.

5 MINUTI DI PANE

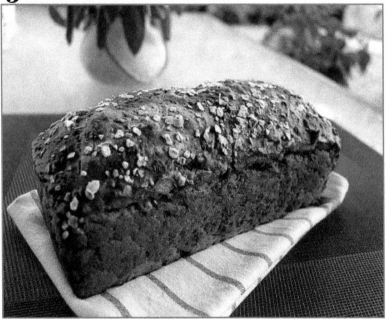

Porzioni: 1

INGREDIENTI

- 200 gr Farina (farina di frumento)
- 200 gr Farina (farina di segale)
- 50 g   fiocchi d'avena
- 100 grammi   Cereali (semi di girasole, semi di lino, sesamo, ecc.)
- 1 cucchiaino   sale
- 1 cucchiaio   zucchero
- 1 confezione   Lievito (lievito secco)
- 350 ml Acqua tiepida
- Grasso per la teglia

PREPARAZIONE

Mettere tutti gli ingredienti tranne l'acqua in una ciotola e mescolare brevemente. Ora aggiungi l'acqua e mescola per

3 minuti con lo sbattitore a mano (gancio per impastare) sul livello più alto. Ungete una teglia da pane e aggiungete la pastella. Stendere la superficie dell'impasto nella teglia, cospargere con qualche chicco se necessario e tagliare nel senso della lunghezza ca. 1 cm.

Posizionare sul ripiano centrale nel forno non (!) Preriscaldato, portarlo a 190 ° C con calore superiore e inferiore e cuocere il pane per 60 minuti.

Quando il pane è freddo, può cadere dalla teglia.

LUCENTEZZA MAGICA PER IL

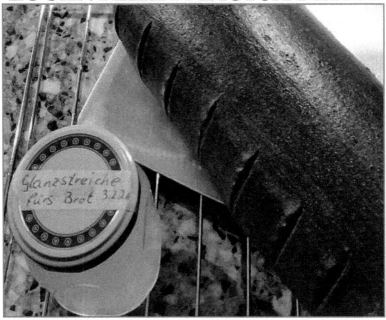

Porzioni: 1

INGREDIENTI

- 200 ml acqua
- 1 cucchiaio   amido alimentare
- 1 cucchiaio   sale

PREPARAZIONE

Con questo agente, i pani ottengono la loro lucentezza speciale. Sembra fango, ecco perché lo chiamo amorevolmente anche fango magico.

Sto inserendo questa ricetta qui perché mi viene chiesto così spesso. Il mio pane ne viene ricoperto dopo la cottura (15 minuti per me) e poi di nuovo per 15 minuti prima che il pane sia finito. Nel mio album fotografico potete guardare i pani che ne sono stati ricoperti, qui soprattutto il pane di grano di Delphinella e il mio pane di segale doppio sfornato, lo riconoscete particolarmente bene da questi pani.

Mescolare bene tutti gli ingredienti in modo che non ci siano più grumi. Portate il tutto a ebollizione una volta, lasciate raffreddare e versatelo in un barattolo.

Dato che preparo quasi tutti i giorni, un bicchiere come questo dura circa 10 giorni in frigorifero.

PANE DI SESAMO DI SEGALE

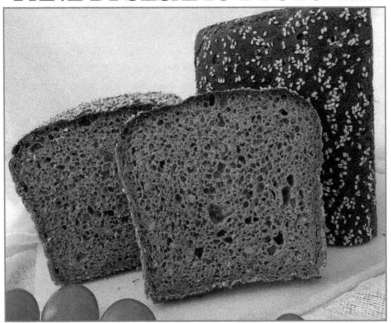

Porzioni: 1

INGREDIENTI

Per il lievito naturale:

- 25 g   Lievito naturale
- 110 gr Farina di segale integrale
- 200 ml Acqua (tiepida)
- Per la pasta:
- 400 gr Farina di grano tenero tipo 550
- 600 gr Farina di segale integrale
- 60 g   miele
- 40 g   Semi di girasole
- 20 g   sesamo
- 20 g   sale
- 700 ml Acqua (tiepida)
- Semi di sesamo per spolverare

- Grasso per la forma

PREPARAZIONE

Per il lievito naturale, mescolate la base, la farina e l'acqua in una ciotola. Coprite e lasciate riposare a temperatura ambiente per circa 12 ore finché la pasta madre non formerà delle bolle.

Rimuovere 25 g di pasta madre, riempire in un barattolo con tappo a vite e conservare in frigorifero per il giorno successivo di cottura.

Per l'impasto, mescolare a mano o nel robot da cucina (livello più basso) la restante pasta madre, entrambi i tipi di farina, il miele, i semi di girasole, i semi di sesamo, il sale e l'acqua per cinque minuti.

Ungere due stampini da 1 kg e cospargere generosamente con semi di sesamo. Quindi versare ca. 1070 g di pastella in ogni teglia. Premete con le mani bagnate e poi cospargete la superficie con semi di sesamo. Coprite e lasciate lievitare a temperatura ambiente per 6-8 ore fino a quando l'impasto non sarà aumentato di volume.

Preriscaldare il forno a 250 ° C sul calore superiore / inferiore compresa la griglia almeno 30 minuti prima della cottura.

Usa un flacone spray per spruzzare nuovamente il pane sulla superficie con acqua prima di infornare.

Prima che il pane entri in forno, abbassare la temperatura a 200 ° C. Quindi cuocere il pane sulla 2 ° griglia dal basso per circa 60 minuti. Se vuoi, puoi togliere il pane dallo stampo 10 minuti prima della fine della cottura e infornarlo sulla griglia.

Dopo la cottura, spruzzare il pane tutt'intorno con il flacone spray e avvolgerlo in un asciugamano. Lascia raffreddare completamente.

PANE DI BERLINO

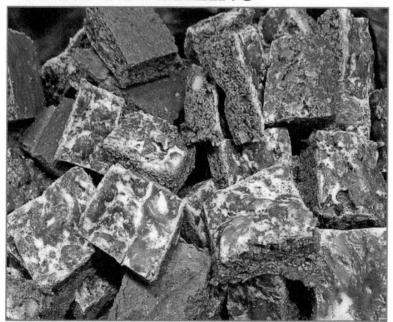

Porzioni: 1

INGREDIENTI

- 100 grammi   Nocciole, intere
- 100 grammi   Mandorle, intere, con la buccia
- 500 g   Farina
- 500 g   zucchero
- 3 cucchiai   Polvere di cacao
- 2 cucchiaini da tè   cannella
- 1 cucchiaino di chiodi di garofano, macinati
- 1 cucchiaio   lievito in polvere
- 2 cucchiai   panna acida
- 4 °   Uova)
- 100 grammi   zucchero a velo
- 1 cucchiaio e mezzo di acqua, calda

PREPARAZIONE

Tagliate a pezzi grossi le nocciole e le mandorle. Mettete la farina in una ciotola capiente, fate un buco al centro. Distribuire sul bordo le noci, lo zucchero, il cacao, la cannella, i chiodi di garofano e il lievito. Mettete al centro la panna acida e le uova. Impastare la pasta. Stendetele su una teglia unta.

Infornate a 200 ° C per 20-30 minuti.

Nel frattempo mescolare una glassa liscia con lo zucchero a velo e l'acqua. Dopo la cottura, spennellate il pane di Berlino con la glassa mentre è ancora caldo e tagliatelo a pezzi 2x5cm.

PANE A BASSO CARBURANTE

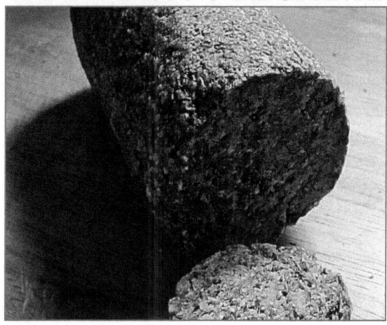

Porzioni: 1

INGREDIENTI

- 60 g Crusca di frumento
- 60 g Semi di lino, schiacciati
- 120 gr Crusca d'avena
- 3 uova)
- 2 cucchiai   acqua
- 1 cucchiaino Miscela di spezie per pane
- ½ cucchiaino sale

PREPARAZIONE

Mescolate tutti gli ingredienti e lasciate in ammollo per 10 minuti. Quindi posizionare su un grande pezzo di pellicola trasparente e avvolgere in un rotolo stretto. Chiudere bene la pellicola trasparente alle estremità. Ora avvolgere tutto strettamente in un foglio di alluminio e cuocere a fuoco lento in acqua calda per circa 30 minuti.

Ovviamente puoi incorporare altre erbe o spezie nella miscela come desideri.

Consiglio di Chefkoch.de: poiché il contenuto di cadmio nei semi di lino è relativamente alto, il Centro federale per l'alimentazione consiglia di non consumare più di 20 g di semi di lino al giorno. Il consumo quotidiano di pane dovrebbe essere suddiviso di conseguenza.

GIRASOLI - CEREALI - PANE

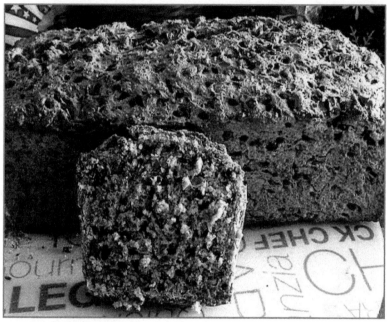

INGREDIENTI

- 100 grammi   Semi di girasole
- 50 g   semi di lino
- 50 g   Avena (nuda o decorticato)
- 50 g   miglio
- 50 g   Grano saraceno
- 500 ml Acqua, bollente
- 250 gr Farina (farina di grano tenero tipo 405)
- 250 gr Farina (farina integrale)
- 1 cubo lievito
- 2 cucchiaini da tè   Miele, liquido
- 2 cucchiaini da tè   sale marino

PREPARAZIONE

Arrostire i semi di girasole in una padella asciutta e pesante, girandoli più volte, fino a quando non avranno un odore gradevole.

Versare l'acqua bollente sui semi di lino, l'avena, il miglio e il grano saraceno, mescolare e lasciare in ammollo per circa 1 ora, coperto.

Mescolare le farine in una ciotola capiente, sbriciolare il lievito da un lato sul bordo della ciotola, distribuire il miele sul lievito. Versare sopra i semi di lino tiepidi gonfi con il liquido e mescolare con il lievito, il miele e un po 'di farina.

Coprite la ciotola con un panno e mettete in un luogo caldo per circa 15 minuti. Quindi impastare la farina e il sale rimanenti ei semi di girasole tostati nel pre-impasto utilizzando il gancio per impastare di uno sbattitore a mano o di un robot da cucina. Coprite e lasciate riposare l'impasto per circa 15 minuti. Ungere la forma.

Impastare nuovamente l'impasto fino a quando non è morbido e si separa dal bordo della ciotola. Versate l'impasto nello stampo con una spatola e levigatelo. Coprite con un canovaccio e lasciate lievitare in un luogo caldo per altri 15 minuti fino a quando l'impasto non sarà aumentato di volume di circa un terzo.

Quindi possibilmente intaglia la superficie in un angolo con un coltello. Spruzzare il fondo e le pareti laterali del forno freddo con acqua o strofinare brevemente con un panno umido. Cuocere il pane in forno (sotto) a 200 ° C per circa 1 ora fino a doratura. Quindi lasciate riposare nel forno spento per circa 10 minuti.

Sfornare il pane e sfornare con cura dallo stampo, spruzzare o spennellare con acqua fredda su tutti i lati. Cuocere ancora in forno (sotto) sulla griglia senza teglia per 10-15 minuti a 200 ° C.

Quindi spruzzare o spazzolare con acqua.

PANINI PANINI

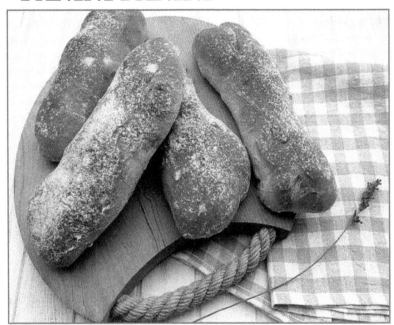

Porzioni: 1

INGREDIENTI

- 340 gr Farina
- 250 ml Acqua, tiepida
- 20 ml olio
- 5 g Lievito secco
- 0,67 cucchiai di zucchero
- 0,33 cucchiai di sale

PREPARAZIONE

Mescolare la farina, lo zucchero, il sale e il lievito secco. Aggiungere l'acqua e l'olio. Impastare e, se necessario, aggiungere altra farina fino a quando l'impasto è solo leggermente appiccicoso.

Togli l'impasto dalla ciotola, aggiungi qualche goccia di olio nella ciotola e stendici l'impasto fino a coprirlo completamente. Lasciar lievitare sotto un panno umido per circa 45 minuti.

Dividete l'impasto in 4 pezzi e formate delle lunghe pagnotte. Lasciar lievitare sotto il telo per altri 30 minuti.

Preriscaldate il forno a 200 ° C di aria ventilata.

Cuocere il pane per 12-15 minuti, a seconda della doratura desiderata, su una teglia rivestita con carta da forno sul ripiano centrale.

Quindi spennellate il pane ancora caldo con il latte. Ciò mantiene la crosta bella e morbida ed è ottimo per grigliare.

PANE CON IMPASTO LATTE

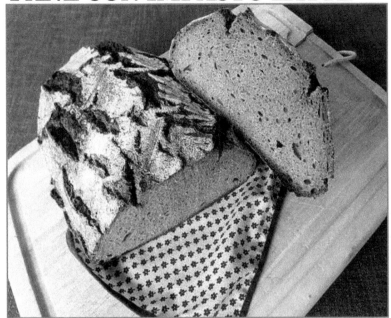

Porzioni: 1

INGREDIENTI

- 250 gr Farina integrale di segale
- 250 gr Farina integrale di farro
- 320 ml Siero di latte, naturale, tiepido
- 150 gr lievito naturale
- 1 cucchiaio   sale
- 20 g   Lievito, fresco
- 1 cucchiaino   semi di cumino
- 1 cucchiaino   coriandolo
- 1 cucchiaino   finocchio
- 1 cucchiaino   anice
- n. B.   Noci intere
- n. B.   Semi di girasole

PREPARAZIONE

57

Sbriciolare il lievito fresco nel siero di latte tiepido e mescolare. Schiacciare i semi di cumino, l'anice, il coriandolo e il finocchio in un mortaio o macinare finemente in un macinino. Mettere tutti gli ingredienti (comprese le noci ei semi di girasole a piacere) in una macchina impastatrice e lavorare sulla regolazione più bassa per circa 10 minuti fino a formare un impasto.

Quindi mettete l'impasto in un cesto o ciotola, coprite con uno strofinaccio e lasciate riposare in un luogo caldo per circa 1 ora fino a quando l'impasto non sarà ben lievitato.

Preriscaldate il forno a 250 ° C e mettete una piccola ciotola d'acqua sul fondo del forno. Girare l'impasto fuori dal cestello di cottura e infornare su una pietra refrattaria o una teglia centrale, calore superiore / inferiore, per 10 minuti a 250 ° C, quindi ridurre la temperatura a 210 ° C e infornare per circa 50 minuti.

PANE DI CANAPA FARRO

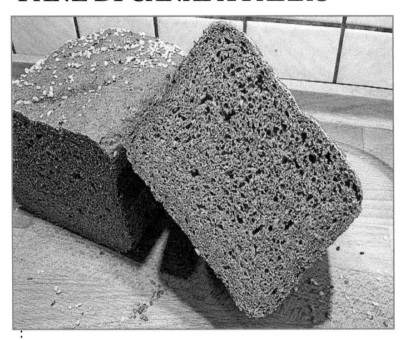

Porzioni: 1

INGREDIENTI

- 200 gr Farina di farro (integrale)
- 250 gr Farina di farro, 1050
- 150 gr Farina di segale, 1150
- 60 g Semi di canapa, macinati
- 80 gr Semi di canapa, pelati
- 1 cucchiaio sale
- 1 cubo Lievito, fresco
- 100 grammi quark a basso contenuto di grassi
- 375 ml acqua

PREPARAZIONE

Sciogliere il lievito in acqua tiepida. Mescola tutti gli ingredienti secchi. Mescolare molto lentamente con il quark e l'acqua di lievito per 10 minuti con un gancio per impastare e coprire in un luogo caldo e lasciare lievitare per 45 minuti. L'impasto è leggermente appiccicoso.

Spolverare un po 'di farina su un piano di lavoro e impastare bene l'impasto a mano, mettere in una teglia unta e lasciare riposare per altri 30 minuti. Tagliare 3 volte con il coltello.

Mettete una ciotola d'acqua nel forno e cuocete a fuoco caldo a O / U 250 ° sulla seconda griglia dal basso per 15 minuti, abbassare a 190 ° e infornate per altri 35 minuti.

PFANNENBÖREK IN 5 MINUTI CON PANE LAVATO

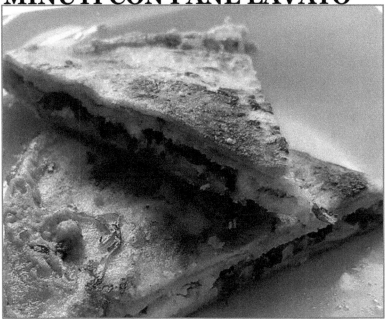

Porzioni: 1

**INGREDIENTI **

Per il ripieno:

- 200 gr Formaggio di pecora
- ½ tasto   Prezzemolo (fresco
- Per la salsa:
- 200 ml latte
- 50 ml olio
- Uova)
- n. B. sale e pepe
- n. B. Pul castoro

Anche:

- 4 tortilla (s) (pane lavash)

PREPARAZIONE

Schiacciare il pecorino con una forchetta, tritare il prezzemolo e mescolare con il formaggio.

Mescolare insieme tutti gli ingredienti per la salsa.

Spennellate una padella antiaderente con la margarina, versateci sopra del pane lavash e spennellate generosamente con la salsa. Versare sopra il secondo pane Lavash, spennellare nuovamente la salsa e spalmare sopra il ripieno. Mettere un altro pane lavash sopra il ripieno, spalmare la salsa e versarvi sopra l'ultimo pane, spalmare generosamente con la salsa e lasciar riposare in padella per circa 10-15 minuti.

Infine, accendi il fuoco, inforna il Börek su entrambi i lati a fuoco basso e spennella con il burro.

PANE IN CROSTA ALLO

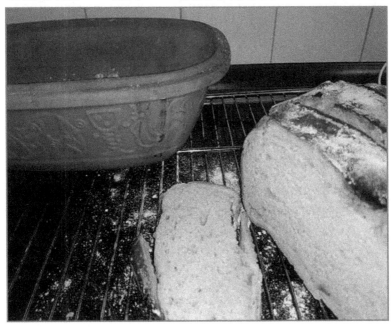

Porzioni: 1

INGREDIENTI

- 240 gr acqua
- 10 g   lievito
- 350 gr Farina di grano tenero tipo 550
- 150 gr Farina di segale tipo 1150
- 100 grammi   Yogurt
- 2 cucchiaini da tè   sale
- 1 cucchiaino   miele
- 1 cucchiaino   Malto al forno o caro caffè
- 2 cucchiai   Aceto balsamico, più bianco

PREPARAZIONE

Sciogliere il lievito in acqua tiepida. Aggiungere i restanti ingredienti alla miscela di acqua e lievito e impastare fino a ottenere un impasto liscio con lo sbattitore a mano. Spolverate la pasta con la farina e lasciate lievitare per circa 1 ora e mezza.

Ungete la teglia e aggiungete la pasta. Spolverare di nuovo con la farina e mettere il coperchio. Mettete la teglia nel forno freddo. Infornate per circa 10 minuti a 240 gradi. Quindi tagliare la parte superiore del pane e infornare per altri 40-50 minuti.

Quando il tempo di cottura è scaduto, togliere il coperchio, spegnere il forno e rosolare il pane in forno.

PANE DI NOCI E CAROTE

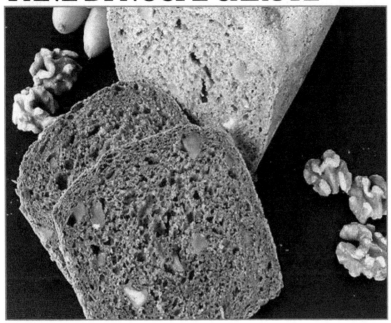

Porzioni: 1

INGREDIENTI

- 400 gr Farina di grano tenero (integrale)
- 100 grammi   Farina di segale (integrale)
- 150 gr lievito naturale
- 8 g   Lievito, fresco
- 1 cucchiaio   Olio, (olio di noci)
- 150 gr Carota (e), tritata finemente
- 1 cucchiaio   Sale Condito
- 1 cucchiaino, livellato Miscela di spezie per pane, macinata
- 1 pizzico   Shabby trifoglio, terra
- 300 ml Acqua, tiepida
- 75 g   Noci, tritate grossolanamente

PREPARAZIONE

Impastare bene tutti gli ingredienti (tranne le noci) con ca. 200 ml di acqua. Continuare ad aggiungere gradualmente abbastanza acqua fino a formare un impasto elastico. Infine impastare le noci senza stringere.

Coprite e lasciate riposare l'impasto per ca. 2 ore.

Dividete la pasta al centro e lavorate di nuovo su una spianatoia infarinata.

Mettere i due pezzi di pasta in cestini da lievitazione infarinati (Simperl) e lasciar lievitare per ca. 1 ora.

Preriscalda il forno a 240 ° C.

Metti una ciotola resistente al calore con acqua calda nel tubo.

Mettere il pane in forno, spruzzare nuovamente con acqua e infornare a 240 ° C per 10 minuti.

Quindi ridurre la temperatura a 180 ° C. Infornare per altri 30 minuti (prova di detonazione).

Cospargere il pane con acqua e cuocere per 5 minuti a forno spento.

PANE BASSO CARBURANTE - LOCA RENE

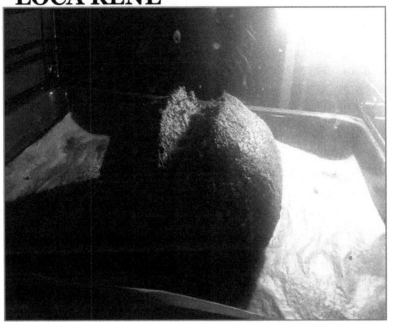

Porzioni: 1

INGREDIENTI

- 500 g   Quark, 20% di grassi
- 2 cucchiaini da tè   sale
- 6 °   Uova)
- 4 cucchiai   Semi di lino, schiacciati
- 1 cucchiaio   Mandorle tritate
- 1 cucchiaio   Nocciole tritate
- 4 cucchiai   Semi di girasole
- 50 g   Crusca di frumento
- 125 g   Crusca d'avena
- 100 grammi   Bucce di psillio
- 1 confezione   lievito in polvere

PREPARAZIONE

Mescolare tutti gli ingredienti in una ciotola e mescolare con uno sbattitore a mano e un gancio per impastare.

Preriscaldare il forno a 200 ° C di calore superiore / inferiore.

Dopo aver mescolato, inumidisci le mani e forma la pasta di pane in una massa. L'aggiunta di bucce di psillio conferisce al pane una consistenza volutamente soda. Inumidisci nuovamente le mani se necessario.

Quindi rivestire la teglia con carta da forno, modellare la pasta di pane a forma di pane e tagliare una lunghezza di ca. 0,5 cm con un coltello. Mettete il pane in forno e infornate per 60 minuti.

Quindi lasciate raffreddare il pane e conservatelo nella scatola del pane

Nota: nella scatola del pane, il pane è facilmente fresco per cinque giorni e non diventa duro, quindi non ha bisogno di essere refrigerato.

PANE   MOZZARELLA

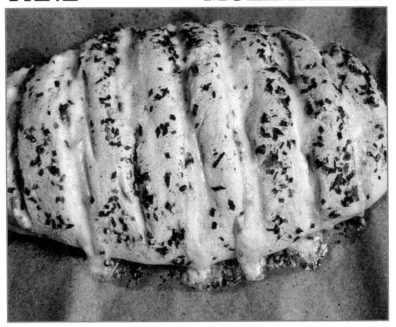

Porzioni: 1

INGREDIENTI

- 360 gr Farina
- 220 ml Acqua, tiepida
- ½ cubo   Lievito fresco
- 2 cucchiai   olio
- 1 cucchiaino di sale
- 1 cucchiaino di zucchero
- 35 g   Burro, morbido
- 3 spicchi d'aglio)
- 1 manciata di erba cipollina
- 1 palla Mozzarella
- 1 pizzico (i) di sale
- 1 pizzico (i) di pepe

PREPARAZIONE

Sciogliere il lievito e lo zucchero nell'acqua tiepida e aggiungerli alla farina. Aggiungere l'olio e il sale e impastare il tutto con un mixer per circa 10 minuti fino a formare una massa omogenea. Mettete l'impasto in una ciotola unta d'olio e coprite e lasciate lievitare per circa 40 minuti.

Adagiare quindi l'impasto su una teglia rivestita di carta da forno, pressarlo un po ', coprirlo e lasciarlo riposare per altri 15 minuti.

Nel frattempo preparare il burro all'aglio. Per fare questo, mescolare il burro, l'aglio tritato finemente o schiacciato, l'erba cipollina, sale e pepe.

Ora tagliate la pasta più volte con un coltello e poi spennellate con il burro all'aglio. Tagliate la mozzarella a listarelle e riempite le incisioni.

Cuocere sulla griglia centrale nel forno preriscaldato a 220 gradi sopra / sotto per ca. 15-20 minuti

PANE O ROTOLI A MAGLIA

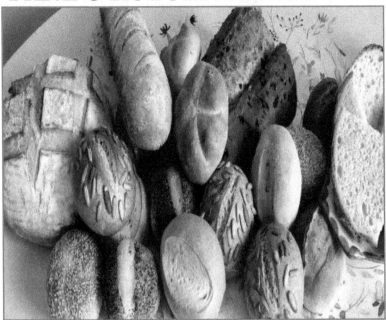

Porzioni: 1

INGREDIENTI

- 750 g   Farina di grano tenero tipo 550
- 250 gr Farina di segale (tipo 1000)
- 750 ml Acqua (tiepida
- 15 g   sale
- 20 g   Lievito, fresco
- 1 cucchiaino   zucchero

PREPARAZIONE

Mescolate l'acqua con lo zucchero e il lievito e lasciate lievitare un po '(circa 5 - 10 minuti). Mescolare la farina e il sale. Quindi mescolare con la miscela di acqua e lievito fino a formare un impasto morbido. Lasciate lievitare l'impasto per 2 ore dopo averlo impastato.

Foderare una teglia con carta da forno. Dividere l'impasto a metà. Inumidisci sempre le mani. Ripiegare sempre l'impasto per ottenere una superficie liscia. Posizionare sulla teglia e strofinare nuovamente la superficie con una mano bagnata. Se vuoi, puoi anche formare degli involtini dall'impasto.

Preriscaldate il forno a 250-300 ° C. Infornate il pane per circa 5 minuti a fuoco vivace. Quindi abbassare la temperatura a 200 ° C e aprire la porta del forno una fessura (bloccare un cucchiaio di legno o qualcosa di simile in mezzo). Infornate per 35 minuti.

Quindi spennellate nuovamente il pane con acqua e infornate per altri 20 minuti con la porta del forno chiusa. Il tempo di cottura è notevolmente ridotto per i rotoli perché sono più brevi.

CAROTE - ZUCCHINE - PANE

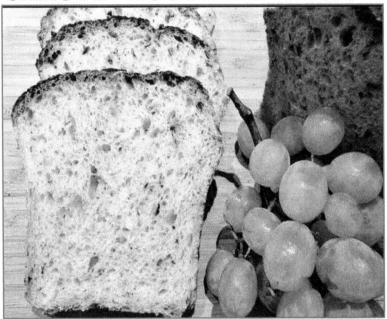

Porzioni: 1

INGREDIENTI

- 12 g di lievito (1/4 cubetto)
- 7 g   Sale, forse di più
- 2 cucchiaini da tè   miele
- Zucchine grandi 1 m
- 2 carote
- 1 cucchiaio   Erbe (congelate)
- 1 cucchiaino   Aceto (aceto di mele)
- 2 cucchiai   Yogurt
- 300g   Farina, varietà a scelta, possibilmente di più
- 1 cucchiaino   Farina di semi di carrube o amido di mais
- 1 cucchiaio   fiocchi d'avena
- 1 cucchiaio   Semi di girasole
- 1 cucchiaino di semi di lino

73

- n. B. Semi di girasole per spolverare
- n. B. Grano saraceno da spolverare o altri noccioli
- Possibilmente. Pepe
- n. B. acqua

\PREPARAZIONE

Scottare i fiocchi d'avena, i semi di girasole, i semi di lino e 1 cucchiaino di miele con acqua calda in modo che il composto sia appena coperto con acqua e mettere da parte coperto per 3 ore. Sciogliere il lievito con sale e 1 cucchiaino di miele.

Pulite le carote e le zucchine e grattugiatele finemente con un'affettatrice, preferibilmente in una ciotola capiente. Mescolare il composto di verdure con 1 cucchiaino di yogurt, aceto e erbe aromatiche, aggiustare di sale (a volte aggiungo un po 'di pepe) e incorporare il composto di cereali.

Posizionare ora la ciotola su una bilancia e aggiungere 300 g di farina. Versare sopra la gomma di carruba e impastare grossolanamente lo strato di farina. A questo punto si versa il composto di lievito mescolato con un cucchiaio di acqua fredda e si impasta il tutto con un cucchiaio. Mescolare la farina fino a quando l'impasto può essere impastato a mano senza attaccarsi molto alle dita. (Dipende dalla farina che usate.) Coprite questo impasto con della pellicola e lasciate riposare per 30 minuti.

Quindi macinare e disporre su una teglia rivestita con carta da forno. Si consiglia di farlo lievitare nel forno chiuso con una ciotola di acqua fumante sul fondo del forno, anch'essa ricoperta di pellicola.

Sfornare dopo 45 minuti e preriscaldare il forno a 230 ° (l'acqua rimane nel forno). Mescolare il resto dello yogurt con un goccio d'acqua e stenderlo sull'impasto. Cospargere a piacere e far scorrere in forno. Dopo 10-15 minuti, inumidire con acqua (spruzzare con uno spruzzatore di fiori) e abbassare a 200 °. Finisci di cuocere fino a quando non suona vuoto quando tocchi la parte inferiore del pane.

Durante la cottura cuocio a vapore l'impasto ogni 15 minuti. Lo sta (per me - ma dipende dal forno) in media per 75 minuti in forno, e chi vuole può coprirlo con carta da forno poco prima che raggiunga il grado di doratura desiderato.

Per ottenere una crosta lucida, il pane viene nuovamente cotto a vapore con acqua non appena viene estratto.

PANE DI SEGALE FARRO CON LE CAROTE

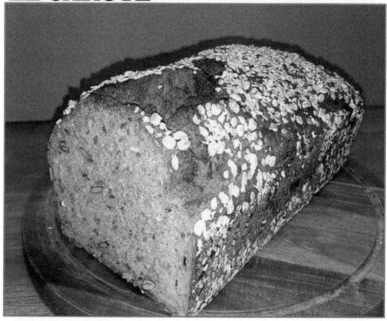

Porzioni: 1

INGREDIENTI

- 400 gr Farina di farro integrale
- 200 gr Farina di segale
- 1 cubo lievito
- 3 cucchiaini, maglia. sale
- 500 ml Latticello, tiepido
- 2 cucchiai Aceto balsamico
- 50 ml acqua
- 70 g Semi di girasole
- 30 g Semi di zucca
- 50 g semi di lino
- 4 cucchiai Semi di chia
- 200 gr Carota

- 1 manciata di farina d'avena

PREPARAZIONE

Preriscalda il forno a 220 gradi. Ungere una teglia da plumcake L30 B12, H10 e spolverare con fiocchi d'avena.

Taglia le carote a pezzetti molto piccoli. Versare il latticello tiepido (circa 35 °) sulle carote.

Versate il lievito sbriciolato e mescolate con il mixer a mano a velocità 1 per tre minuti. Aggiungere il resto degli ingredienti, tranne i fiocchi d'avena, e impastare con il gancio per impastare per 4 minuti.

Versare l'impasto nella teglia, distribuirlo uniformemente e spennellare con un po 'd'acqua. Distribuire la farina d'avena rimanente sopra.

Infornate il pane a 220 ° C per i primi 30 minuti. Infornate quindi per altri 20 minuti a 180 ° C.

PANE DI NOCI FARRO

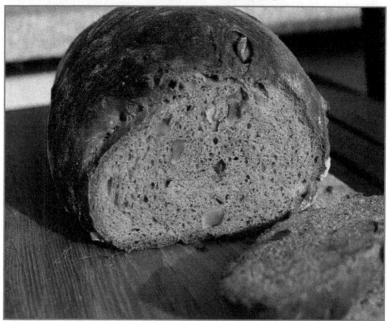

Porzioni: 1

INGREDIENTI

- 250 gr Farina integrale di farro
- 250 gr Farina di farro tipo 630
- 320 ml Burro di latte
- 25 g   Burro, morbido
- 100 grammi   Noci, tritate
- 21 g   Lievito fresco
- 1 cucchiaio   miele
- ½ cucchiaino sale

PREPARAZIONE

Mescolare le farine insieme in una ciotola. Riscaldare leggermente il latticello con il miele, quindi sciogliervi il lievito. Mettere nella ciotola della farina il sale, il burro e il latticello con il lievito e impastare con il gancio per impastare per qualche minuto, negli ultimi minuti aggiungere le noci. Non lavorate l'impasto troppo a lungo, perché il farro non piace. Copri l'impasto in una ciotola in un luogo caldo e lascialo lievitare per circa 1 ora fino a quando il volume non sarà visibilmente aumentato.

Togli l'impasto dalla ciotola e forma una pagnotta. Coprite e lasciate lievitare ancora per 25 minuti su una teglia preparata.

Nel frattempo preriscaldare il forno a 200 ° C sopra / sotto.

Spruzzare la pagnotta con acqua e metterla nel forno preriscaldato. Infornate per 15 minuti. Quindi ridurre la temperatura a 180 ° C e infornare per altri 40 minuti.

Lascia raffreddare.

PANE VEGANO SENZA GLUTINE

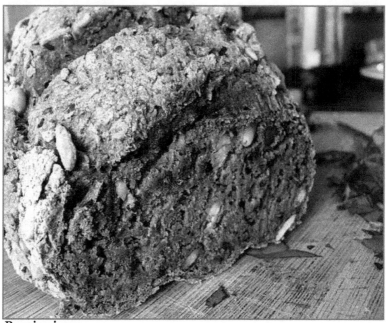

Porzioni: 1

INGREDIENTI

- 3 cucchiai, colmi   Bucce di psillio
- 3 cucchiai.   Farina di semi di lino
- 150 gr Farina di teff
- 75 g   Farina di grano saraceno
- 75 g   Farina di miglio
- 1 cucchiaino   Bicarbonato di sodio
- ½ cucchiaino, lavorato   sale
- Miscela di spezie per pane, facoltativa
- n. B. Semi di girasole, semi di zucca, noci, facoltativo
- 450 ml acqua

PREPARAZIONE

Lascia che le bucce di psillio e la farina di semi di lino si impregnino in acqua per circa un'ora.

Dopo un'ora, aggiungere gli ingredienti rimanenti e impastare fino a ottenere un impasto liscio con il mixer o il robot da cucina con accessorio per impastare. L'impasto si attacca, quindi non è così buono da impastare a mano.

Quindi bagnare un po 'le mani con olio e modellare l'impasto in un pane o una baguette.

Fai diversi tagli sul corpo con il coltello.

Preriscaldare il forno a 160 ° C di calore superiore / inferiore.

Posizionare il pane su una teglia rivestita di carta da forno e infornare sulla griglia centrale per circa 1 ora. Usa uno spiedino di legno per controllare se l'impasto è cotto. Altrimenti infornate per altri 10-20 minuti.

Assicurati di far raffreddare il pane.

PANE COCOTTE

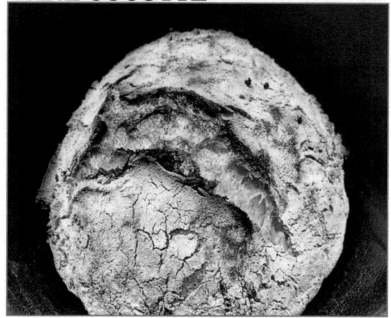

Porzioni: 1

INGREDIENTI

- 400 gr Farina
- 1 ¼ cucchiaino   sale marino
- ½ cucchiaino Lievito, fresco
- 3 dl   acqua
- Farina, per il piano di lavoro
- Farina di mais, farina o crusca, per spolverare

PREPARAZIONE

Mescolare la farina, il sale, il lievito e l'acqua in una ciotola solo fino a quando l'impasto umido e compatto non si attacca insieme - non impastare! Coprite e lasciate lievitare a temperatura ambiente per 12-18 ore fino a quando l'impasto non sarà raddoppiato di volume e la superficie sarà piena di bolle.

Posizionare la pasta con il cono di pasta su un piano di lavoro infarinato e piegare quattro volte: con le mani infarinate, piegare prima la parte superiore, poi i bordi inferiore, sinistro e destro dell'impasto al centro. Formare velocemente l'impasto in una forma rotonda e disporlo su un panno di lino infarinato. Cospargere con farina di mais, farina o crusca. Copri liberamente con le estremità dell'asciugamano. Lasciar lievitare a temperatura ambiente per 1 o 2 ore.

Mettere una casseruola in ghisa da 4 litri e il coperchio su una teglia nel terzo inferiore del forno, preriscaldare a 240 gradi. Svitare preventivamente tutti i pulsanti di plastica sul coperchio e sigillare il foro con un foglio di alluminio.

Sfornare la pentola, togliere il coperchio. Mettere il pane capovolto nella pentola calda usando il panno. Coprite velocemente con il coperchio ben caldo e infornate. Infornate per 30 minuti. Togli il coperchio, inforna il pane per altri 15-30 minuti. Sfornare, togliere il pane dalla pentola, lasciar raffreddare su una gratella.

Serve tempo e pazienza per questo tipo di preparazione. Ma nessun'altra ricetta utilizza la pentola in ghisa così intensamente come questo insolito modo di cuocere il pane. E il risultato è sorprendente: così dovrebbe essere il pane, con una crosta che canta (crepe) in modo udibile quando viene rimossa e raffreddata.

PANE SENZA CEREALI E SENZA UOVO

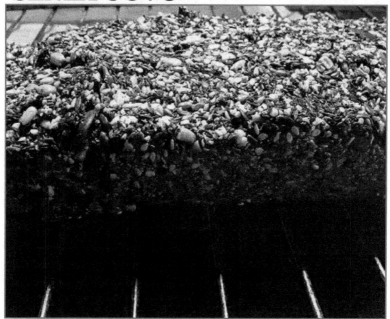

Porzioni: 3

INGREDIENTI

- 1 tazza Bucce di psillio
- 1 tazza Mandorle tritate
- 1 tazza Semi di girasole
- ½ tazza   semi di lino
- ½ tazza   sesamo
- ¼ di tazza   Noci, intere
- ¼ di tazza   Semi di zucca
- 2 cucchiai   Semi di chia
- 350 ml acqua
- 3 cucchiai   olio
- 1 pizzico (i)   sale
- n. B.   Miscela di spezie per pane

PREPARAZIONE

Una tazza corrisponde a una normale tazza da caffè con circa 200 ml.

Mescola gli ingredienti secchi. Aggiungere acqua, olio e spezie e mescolare bene. Mettete l'impasto in una teglia rivestita di carta da forno e lasciate in ammollo per 2 ore.

Quindi infornare a 180 ° C (calore superiore / inferiore preriscaldato) per 20 minuti. Togliere il pane dallo stampo e infornare per altri 40 minuti (senza lo stampo).

Lascia raffreddare e divertiti.

Il pane è abbastanza umido. Pertanto, dovrebbe essere consumato rapidamente. È meglio conservare in frigorifero o congelare in porzioni poiché si deteriora rapidamente.

I semi interi con l'acqua creano una massa compatta che non necessita di alcun uovo per legarsi e che favorisce la corretta digestione. Si dovrebbe tenere presente che il pane è "solo" un sostituto del grano.

Chiunque spera di non notare alcuna differenza rispetto al pane "normale" rimarrà deluso. In alternativa a chi si astiene dal grano, è decisamente consigliato.

PANE AL PESTO, POMODORI SECCHI E PARMIGIANO

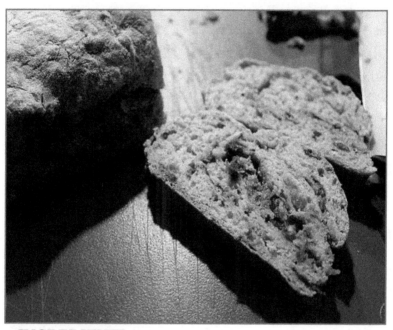

INGREDIENTI

- 450 gr Farina
- 1 cucchiaino, livellato Bicarbonato di sodio
- ½ cucchiaino sale
- 110 gr Pomodoro (i), in salamoia, essiccato
- 2 cucchiai   Pesto, (pesto di basilico)
- 50 g   Parmigiano grattugiato
- 350 ml Burro di latte
- Olio d'oliva, per ungere

PREPARAZIONE

Preriscaldate il forno a 170 ° C. Ungete leggermente una teglia da forno e cospargetela di farina.

Setacciare la farina e il bicarbonato di sodio in una terrina, aggiungere sale e pomodori a pezzetti e mescolare.

Fare una fontana al centro della farina e versarvi il latticello. Mescolare con un cucchiaio per formare una pastella morbida. Su una spianatoia infarinata ad un quadrato di circa 23 cm. Stendi il diametro.

Distribuire sopra il pesto e cospargere di parmigiano. Quindi arrotolare come un panino svizzero e posizionarlo con cura sulla teglia. Cospargere un po 'di farina.

Cuoci per 35-40 minuti, finché il pane non suona vuoto quando tocchi la parte inferiore.

GRANDE PANE CON LIEVITO

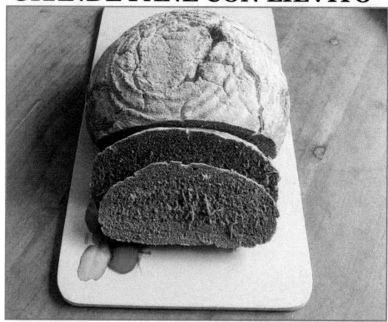

Porzioni: 1

INGREDIENTI

- 1 kg   Farina
- 1 cubo Lievito, fresco, 42 g
- 500 ml acqua
- 2 cucchiaini da tè   sale
- 1 cucchiaino zucchero

PREPARAZIONE

Preriscalda il forno a 50 gradi. Posiziona una tavola di legno sul vassoio nella guida centrale.

Metti la farina in una grande ciotola. Puoi usare farina di frumento per un pane bianco o diversi tipi di farina, ad es. B. Mescolare 500 g di farina di segale + 500 g di farina di frumento. Puoi anche aggiungere 1/3 di farina o mescolare

5 cucchiaini di spezie per il pane. Può essere 1 kg in totale. Mescolare lo zucchero e il sale.

Scaldare lentamente 500 ml di liquido in un pentolino e sciogland il lievito. Puoi anche usare il latticello o metà acqua e latticello.

Dotare la planetaria di ganci per impastare. Versare il contenuto della pentola nella farina e lavorarla in un impasto liscio per circa 5 minuti utilizzando il gancio per impastare. Se l'impasto è troppo asciutto, aggiungere un po 'di acqua tiepida se necessario. Se l'impasto è troppo appiccicoso, impastare con un po 'di farina.

Copri la ciotola con un canovaccio da cucina. Spegnere il forno e posizionare la ciotola sulla tavola di legno nel forno. Lasciar lievitare per 45-60 minuti.

Sfornare la terrina e impastare bene l'impasto o su un piano di lavoro infarinato con le mani o con lo sbattitore con gancio per impastare. Se lo desideri, puoi usare anime come B. Impastare i semi di girasole. Formate l'impasto in un pane e lasciate lievitare per 15 minuti sul piano di lavoro.

Preriscalda il forno a 175 gradi facendo circolare l'aria. Posizionare una ciotola di acqua adatta al forno sul fondo del forno. Spennellate il pane con acqua o latte e infornate per 45 minuti.

PANE DI GRANO SARACENO FARRO AI SEMI DI CHIA

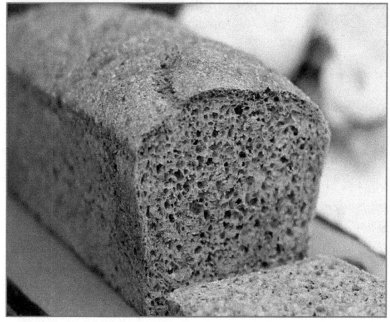

Porzioni: 1

INGREDIENTI

- 475 g   Farina di farro tipo 630
- 175 g   Farina di grano saraceno (integrale)
- 450 ml Acqua, tiepida
- 20 g   Lievito fresco
- 35 g   Semi di chia
- 30 g   Semi di girasole
- 1 cucchiaio   Miscela di spezie per pane
- ½ cucchiaino semi di cumino
- 15 g   sale

PREPARAZIONE

Metti entrambi i tipi di farina in una ciotola. Versate sopra l'acqua tiepida, mescolate un po 'il lievito fresco con l'acqua e lasciate lievitare per 10 minuti. Quindi aggiungere gli ingredienti rimanenti e impastare il tutto fino a ottenere una pasta liscia. Quindi lasciate lievitare coperto per 45 minuti.

Impastare di nuovo l'impasto. Versate in una teglia unta e lasciate lievitare per altri 30 minuti.

Preriscaldare il forno a 220 ° C di calore superiore / inferiore. Posizionare una pirofila con acqua sul fondo del forno.

Infornate il pane per 10 minuti a 220 ° C, abbassate la temperatura a 180 ° C e infornate per altri 30 minuti.

Dopo aver riposato per 10 minuti, girare il pane fuori dalla padella e lasciarlo raffreddare completamente.

LATE RISER PANE

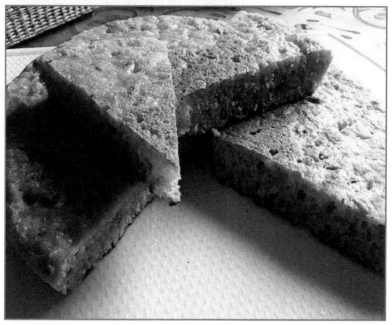

Porzioni: 1

INGREDIENTI

- 300g Farina
- 150 ml acqua

- 1 cucchiaino di lievito secco
- 1 cucchiaino di zucchero
- 1 cucchiaino di sale

PREPARAZIONE

Una ricetta per tutti coloro che vogliono il pane appena sfornato al mattino ma non vogliono alzarsi presto come fornaio. Il vero trucco sta nella preparazione in teglia anziché in forno. È sufficiente per 2 persone.

Preparare una pasta lievitata umida con gli ingredienti la sera prima. Può ancora incollare qualcosa. (Sono possibili anche altri tipi di impasto, ad esempio con quark o lievito naturale). Pennello

una padella grande con olio o burro. Quindi mettere la pastella nella padella. Metti il coperchio e lascia riposare per una notte.

Al mattino l'impasto è lievitato vigorosamente e ora ricopre il fondo della teglia ad un'altezza di ca. 1-2 cm. Con il coperchio chiuso (!), Cuocere il pane sulla fiamma più grande / piastra di cottura a bassa temperatura per 10 minuti (fino a 15 minuti a seconda del fornello e dell'impostazione) fino a quando la parte inferiore non è dorata e la superficie si è solidificata. Quindi girare il pane e cuocere per altri 5 minuti senza il coperchio (!) Dall'altro lato.

Se accendi il pane dopo esserti alzato, puoi girarlo dopo esserti lavato i denti e il tuo caffè sarà pronto in tempo!

PANE DI KEFIR DI FARRO

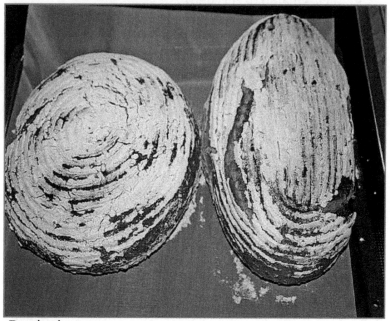

Porzioni: 2

INGREDIENTI

500 g   Farina di farro

250 gr Farina di segale, tipo 1150

250 gr Farina di grano tenero tipo 550

3 pz.   Lievito secco

35 g   sale

1 cucchiaino   zucchero

700 ml kefir

150 ml acqua

80 gr   semi di lino

80 gr   sesamo

40 g   Semi di girasole

PREPARAZIONE

Riscaldare il kefir e l'acqua nel microonde per un minuto a 800 watt. Mescolare la farina, i cereali, il lievito, il sale e lo zucchero con un cucchiaio, quindi aggiungere l'acqua di kefir e impastare il tutto nel robot da cucina per 10 minuti.

Lasciar lievitare fino a quando il volume non sarà raddoppiato. Quindi forma 2 palline e mettile in 2 cestini da lievitazione. Lasciar lievitare per altri 45 minuti e poi stendere su una teglia. Infornare a 200 ° C sopra / sotto per 45 minuti. Per iniziare, versare mezza tazza d'acqua sul fondo del forno e cuocere a vapore.

PANE DI NOCI DI FARRO

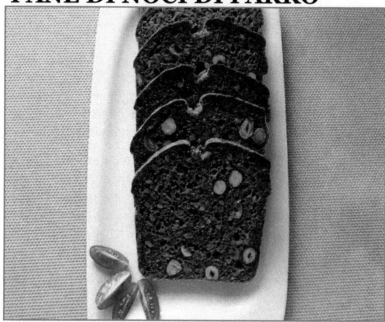

Porzioni: 1

INGREDIENTI

- 150 gr Nocciole
- 42 gr   lievito
- 500 ml Acqua tiepida
- 500 g   Farina integrale di farro
- 1 cucchiaio.   sale
- 2 cucchiai   Aceto di sidro di mele
- Grasso e farina per lo stampo

PREPARAZIONE

Preriscaldate il forno a 225 ° C. Ungete una teglia lunga 25 cm e spolverizzate di farina. Tritate grossolanamente le nocciole. Sbriciolare il lievito in una ciotola. Versare ½ l di acqua tiepida e sciogliere il lievito nell'acqua mescolando.

Mescolare la farina e il sale in una terrina. Aggiungere l'acqua lievitata, l'aceto e le noci tritate e impastare con il gancio per impastare dello sbattitore elettrico. Continua a impastare per circa 3 minuti fino ad ottenere un impasto più omogeneo e fluido. Versare immediatamente l'impasto nella teglia preparata.

Cuocere in forno sulla griglia centrale per 35 minuti. Spegnete il forno e lasciate riposare il pane in forno per circa 5 minuti, quindi sfornatelo. Togliete dal bordo dello stampo con un coltello, cadete dallo stampo e lasciate raffreddare.

PANE DI PROSCIUTTO E

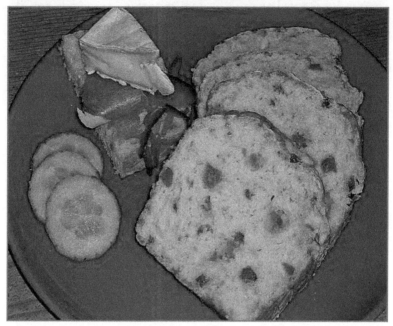

Porzioni: 1

INGREDIENTI

- 2 tazze / n farina
- 1 tazza latte
- 1 confezione   lievito in polvere
- 100 grammi   Prosciutto cotto a dadini
- 200 gr Formaggio grattugiato
- 1 cucchiaino   Brodo, cereali
- Grasso per la forma

PREPARAZIONE

La farina viene mescolata con il lievito e il brodo e poi trasformata in una massa appiccicosa con il latte. Il formaggio e il prosciutto vengono piegati.

Ora l'impasto viene posto in una teglia da forno unta e cotto in forno a 150 ° C per 35 minuti.

IL PANE PIÙ SEMPLICE

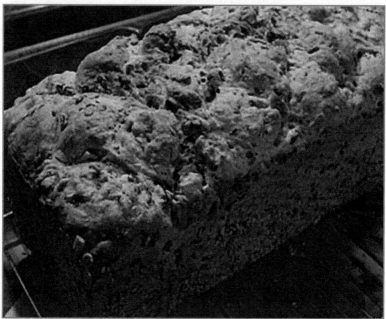

Porzioni: 1

INGREDIENTI

- 1 pezzo piccolo di lievito, delle dimensioni di una noce piccola
- 600 ml acqua
- 660 g Farina, es. B. Farina integrale o di farro o mista; o parzialmente intero, in parte macinato
- 120 gr Farina di grano saraceno, semi di lino o farina d'avena, singolarmente o misti
- 30 g   sesamo
- 50 g   Semi di girasole
- 3 cucchiaini, maglia. sale
- ½ cucchiaino coriandolo
- Grasso per la forma
- Semi di sesamo per lo stampo

PREPARAZIONE

Sciogliere il lievito nell'acqua e poi aggiungere tutti gli ingredienti all'acqua di lievito. Usa una ciotola grande per questo! Mescolare con un cucchiaio di legno o un altro cucchiaio grande fino a quando tutto è amalgamato.

Mettete la ciotola in un sacchetto di plastica e lasciate lievitare per tutta la notte (circa 10 ore, più è sempre possibile).

La mattina successiva ungere una teglia da pane e cospargere il fondo e le pareti con semi di sesamo. Mettere la pasta direttamente nello stampo senza impastare, lisciarla e bagnarla con acqua. Tagliare a croce e lasciare lievitare ancora fino a quando il forno non avrà raggiunto i 250 ° C di convezione.

Una volta raggiunta la temperatura, inserire il pane e abbassare la temperatura a 200 ° C. Cuocere per 45-50 minuti.

Dopo la cottura, cospargere nuovamente il pane con acqua, questo gli conferisce una bella crosta. Si consiglia inoltre di inserire nel forno una pirofila piena d'acqua durante la cottura.

NO - GINOCCHIO - PANE

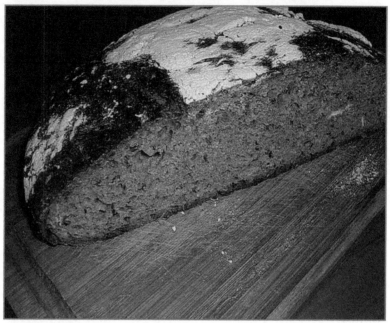

Porzioni: 1

INGREDIENTI

- 3 tazze / n   Farina
- 1 ½ tazza / n   acqua
- ½ cucchiaino Lievito secco
- 1 ½ cucchiaino   sale
- Farina, per la lavorazione

PREPARAZIONE

Mescola la farina, il lievito e il sale in una ciotola. Aggiungere acqua. Mescolare tutto insieme fino a formare una massa / impasto appiccicoso. Questo richiede circa 15-20 secondi. Non impastare!

Coprite la ciotola con un canovaccio o della pellicola e lasciate riposare per circa 18 ore. Quindi adagiare l'impasto su un piano di lavoro infarinato. Infarinate un po 'le mani e appiattite delicatamente l'impasto sul piano di lavoro in modo che sia grosso modo rettangolare, piatto. Piegare l'impasto una volta trasversalmente e una volta nel senso della lunghezza. Quindi coprite nuovamente l'impasto con la salvietta e lasciate riposare per 15 minuti.

Ora spolvera un altro asciugamano o un cestino da passeggio con farina o crusca. Questo dovrebbe essere fatto abbastanza generosamente in modo che l'impasto non si attacchi. Ora modellare grossolanamente l'impasto in una forma tonda e disporlo sull'asciugamano o nel cestino da passeggio, spolverare nuovamente con la farina, coprire con un altro canovaccio e lasciare lievitare per altre 2 ore.

Preriscalda il forno a 250-260 gradi.

Il pane ottiene la sua migliore crosta e forma quando viene cotto in una pentola di ghisa o smaltata.

Preriscalda la pentola nel forno. Metti l'impasto dell'asciugamano o del cestino da passeggio nella pentola calda e chiudi il coperchio. Cuocere per 30 minuti con il coperchio chiuso. Quindi togliere il coperchio, abbassare la temperatura a 220-230 ° e infornare per altri 15 minuti.

Sfornate il pane e fatelo raffreddare.

AYRAN - PANE

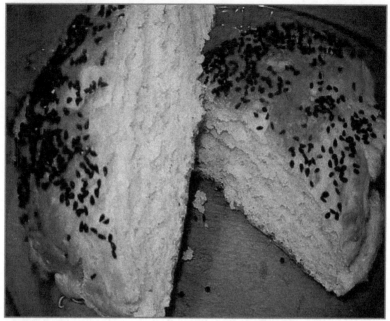

Porzioni: 1

INGREDIENTI

- 400 gr Farina
- 250 ml Ayran o latticello
- 1 cucchiaino, colmo   sale
- 1 pizzico (i)   zucchero
- Sesamo, nero, per spolverare
- 1 confezione   Lievito secco

PREPARAZIONE

Mescolare la farina con il lievito secco, lo zucchero e il sale.
Quindi aggiungere l'Ayran e mescolare fino a formare una
buona pasta lievitata. Formare l'impasto in una pagnotta e
spolverare con semi di sesamo nero. Mettere su una teglia
preparata.

Cuocere in forno preriscaldato a 200 ° C calore alto / basso per circa 35 minuti.

PANE ALLA CIPOLLA E ALLE ERBE STILE FIEFHUSEN

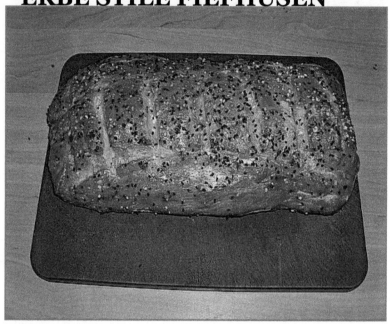

Porzioni: 1

INGREDIENTI

Per la pasta:

- 350 gr Farina di grano tenero standard
- 1 borsa Lievito secco, (per 500 g di farina)
- 250 ml Acqua tiepida
- 1 cucchiaino di zucchero
- ¼ di cucchiaino   sale
- 1 cucchiaio   Erbe di Provenza, essiccate e tritate
- 4 cucchiai   cipolle arrostite
- 2 pizzichi di pepe, nero, macinato
- 3 cucchiai   Olio d'oliva, vergine, spremuto a freddo

Anche:

- Uova (e), sbattute per spazzolare
- n. B. Sale marino, grosso, da spolverare
- n. B. Cumino nero, da spolverare
- Sesamo, intero

PREPARAZIONE

Ho ricavato la ricetta da un impasto per pizza che uso anche per la mia pizza alle verdure. Il pane ha successo al 100%, a meno che non si dimentichi effettivamente un ingrediente elementare o un'operazione.

La farina viene versata in una grande ciotola e al centro viene ricavata una cavità. Ora mettete il sale, le erbe, le cipolle fritte e il pepe in questa conca. Nel frattempo lo zucchero viene sciolto nell'acqua tiepida. Ora aggiungi il lievito secco. Anche se il sacchetto del lievito dice qualcos'altro ("Non è necessario mescolare"), non omettere questo passaggio. Rende il pane particolarmente "soffice". Non appena il composto acqua-zucchero-lievito mostra una netta formazione di bollicine, versatelo nel pozzetto nella farina. Ora impastare bene l'impasto con la planetaria con gancio per impastare fino a quando non appare uniforme e si separa nettamente dal bordo della ciotola. Ora versaci sopra l'olio d'oliva e impasta di nuovo bene.

Coprite ora la terrina con un canovaccio e lasciate lievitare in un luogo caldo per mezz'ora.

Non appena l'impasto sarà lievitato bene, spolverare prima un po 'di farina dall'alto (si maneggia più facilmente) e toglierla dal fondo della ciotola con un raschietto e adagiarla sul piano di lavoro e infarinare anche dal lato inferiore. Formare la pasta in una pagnotta e disporla su una teglia rivestita con carta da forno. L'impasto dovrebbe essere circa

3/4 della larghezza della teglia e alto circa 5 cm. La larghezza risulta quindi automaticamente. Ora usa un pennello da cucina per spennellare completamente la pagnotta con l'uovo sbattuto. Aggiungo sempre cumino nero e semi di sesamo e sale marino grosso all'uovo fresco come decorazione.

Ma non c'è limite alla fantasia: semi di finocchio, cumino, cumino, semi di papavero, pepe grosso ... come dicevo, non ci sono limiti al gusto personale.

Dopo aver guarnito, ricoprire la teglia con la pagnotta con un canovaccio e lasciare lievitare per altri 10 minuti. Nel frattempo preriscaldate il forno a 200 gradi.

Infornate ora il pane a 200 ° per 40 minuti. Controllare il pane ogni tanto dopo mezz'ora. Se dall'alto è già un po 'troppo dorato, proteggetelo dall'alto con un foglio di alluminio. Dopo 40 minuti, spegnere il forno e lasciare riposare il pane nel forno che si raffredda lentamente per 10 minuti. Finito.

SWEETYS CHIA PANE CON LE CAROTE

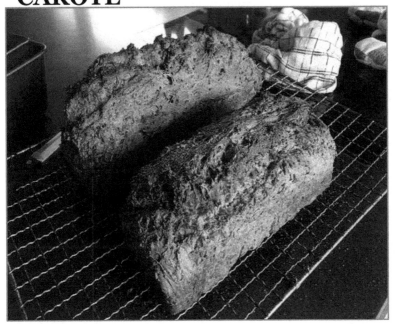

Porzioni: 1

INGREDIENTI

- 500 g Farina di frumento
- 500 g Farina di segale
- 1 confezione Lievito secco
- 300g Carota
- 50 ml olio d'oliva
- 15 g sale
- 1 cucchiaino Miscela di spezie per pane
- 6 cucchiai Semi di chia
- 700 ml acqua

PREPARAZIONE

Preriscaldate il forno a 200 ° C di aria ventilata. Pelare le carote e grattugiarle a listarelle sottili.

Impastare una pasta lievitata con gli ingredienti specificati e coprire e lasciare lievitare in un luogo caldo per 1 ora.

Quindi impastare di nuovo brevemente l'impasto, mettere metà dell'impasto in una teglia e cuocere il pane per 1 ora, quindi mettere l'altra metà dell'impasto nella padella e infornare anche per 1 ora.

PANE DI BARBABIETOLA CON LE ERBE FRESCHE

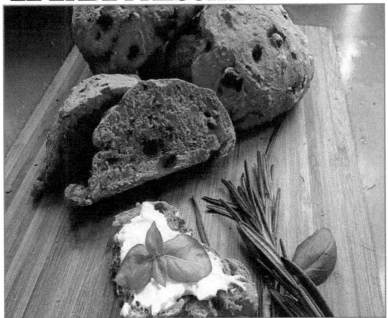

Porzioni: 1

INGREDIENTI

- 250 gr Farina di farro
- 10 g di lievito, fresco
- 0,33 cucchiaini   miele
- 175 ml Acqua, tiepida
- 50 g di semi di girasole
- 10 g di semi di chia, possibilmente
- Barbabietola rossa, pelata, ca. 70-100 g
- 1 cucchiaio   Aceto di frutta
- 1 cucchiaino di sale
- 1 manciata di erbe, fresche a scelta

PREPARAZIONE

Mescolate il lievito con il miele, diventerà poi liquido. Mettete gli ingredienti secchi in una ciotola e mescolate. Pelate e grattugiate grossolanamente le barbabietole, lavate e tritate finemente le erbe aromatiche (io ho usato erba cipollina, rosmarino, prezzemolo, timo e salvia).

Aggiungere il lievito liquido, l'acqua tiepida e l'aceto agli ingredienti secchi e impastare bene, idealmente con il gancio per impastare dello sbattitore manuale. Infine impastare la barbabietola e le erbe aromatiche.

Foderare una piccola teglia con carta da forno e versarvi l'impasto appiccicoso. Infornate a forno freddo e infornate a 200 °C (calore superiore / inferiore) per circa 1 ora.

La ricetta è davvero pensata per un pane molto piccolo e una teglia piccola: il pane fresco ha un sapore migliore e quindi è adatto anche per mini forni e famiglie di una sola persona. Le quantità possono essere facilmente raddoppiate per una normale teglia.

PANE A POCO SALE COTTO IN MACCHINA DA FORNO AUTOMATICA

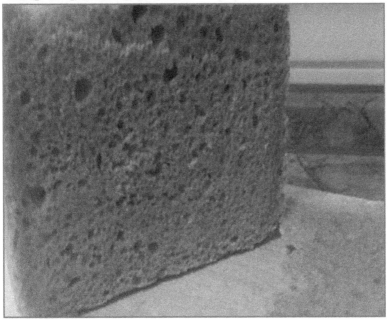

Porzioni: 1

INGREDIENTI

- 330 ml Acqua, tiepida
- 1 pizzico   sale
- 1 pizzico   zucchero
- 1 cucchiaio   olio
- 1 spruzzata   Aceto balsamico
- 250 g Farina di grano tenero tipo 405
- 250 g farina integrale, frumento, segale, farro o simili
- 5 g di lievito secco

PREPARAZIONE

Mettere tutti gli ingredienti nella macchina da forno nell'ordine mostrato. Impostazione sulla BBA: grano intero. Per me ci vogliono circa 3,40 ore.

Sia per l'olio che per la farina uso sempre quello che c'è. Ma è importante che metà della farina, cioè 250 g, sia costituita da cereali integrali. Quando uso la farina di segale, uso un po 'più di acqua, altrimenti il pane si asciugherà molto.

CONCLUSIONE

La dieta del pane è generalmente considerata adatta all'uso quotidiano. Perché non ci sono cambiamenti importanti da apportare. Tuttavia, è necessario rispettare i 5 pasti al giorno in modo da poter avviare la combustione dei grassi. Pertanto, anche la prognosi per la resistenza è abbastanza buona. La dieta del pane può essere eseguita per diverse settimane senza esitazione. La necessità di contare le calorie richiede un'attenta pianificazione dei pasti. Tuttavia, la dieta del pane non è unilaterale, se non altro per il fatto che il pranzo viene consumato normalmente. La dieta del pane è solo per gli utenti che possono prendere il loro tempo per la colazione e gli altri pasti. Perché il cibo va masticato bene.

Cosa è permesso, cosa è proibito

Non è consentito spalmare burro denso sul pane durante la dieta del pane. Ma è meglio fare a meno del burro o della margarina. Anche la copertura non dovrebbe essere troppo spessa. Una fetta di salsiccia o formaggio per pane deve essere sufficiente. Dovresti bere da 2 a 3 litri durante la dieta del pane, vale a dire acqua, tè o succhi di frutta senza zucchero.

SPORT - NECESSARIO?

L'esercizio fisico o lo sport regolare non sono al centro di una dieta a base di pane. Ma non è dannoso fare lo sport come prima

Diete simili

Come nella dieta del cavolo, il cavolo o nella dieta a base di succhi di frutta diversi, la dieta del pane si concentra sul pane alimentare.

COSTO DELLA DIETA

Con la dieta del pane non è necessario prevedere costi aggiuntivi rispetto a quelli spesi per la normale spesa. Il pane integrale costa un po 'di più del pane di farina bianca. Ma le differenze non sono così grandi. Inoltre, non è necessario acquistare separatamente prodotti biologici. Come per gli altri acquisti, devi solo fare attenzione alla freschezza della merce.

COSA È CONSENTITO, COSA È VIETATO

Non è consentito spalmare burro denso sul pane durante la dieta del pane. Ma è meglio fare a meno del burro o della margarina. Anche la copertura non dovrebbe essere troppo spessa. Una fetta di salsiccia o formaggio per pane deve essere sufficiente. Dovresti bere da 2 a 3 litri durante la dieta del pane, vale a dire acqua, tè o succhi di frutta senza zucchero.

La durata raccomandata della dieta del pane è di quattro settimane. Ma è anche possibile estenderlo. Dovresti perdere circa due libbre a settimana.

Le razioni giornaliere consistono in cinque pasti. Anche questi devono essere rispettati per evitare sentimenti di fame.

Inoltre, l'organismo può utilizzare in questo modo i preziosi nutrienti in modo ottimale. È anche importante bere molto.

Attraverso l'apporto alimentare equilibrato la dieta del pane può, con un apporto calorico adeguato, anche per tutta la famiglia essere eseguita. Allo stesso tempo, ha anche il vantaggio che anche i lavoratori possono usarlo facilmente; la maggior parte dei pasti può essere preparata e poi portata via.

Se fatto in modo coerente, è possibile ottenere una perdita di peso di 2-3 libbre a settimana. In definitiva, la dieta del pane mira a un cambiamento nella dieta verso frutta e verdura e carboidrati sani e lontano da carne e grassi. L'elevata quantità di fibre porta ad una sensazione di sazietà duratura.